INSTRUCTION
PRATIQUE
SUR
LE RÉGIME ET LE TRAITEMENT
DU
CHOLÉRA-MORBUS ÉPIDÉMIQUE
AU PRINTEMPS DE 1832.

PAR M. CAYOL,
ANCIEN PROFESSEUR DE CLINIQUE MÉDICALE A LA FACULTÉ
DE MÉDECINE DE PARIS.

PRIX : 1 FRANC.

PARIS,
LIBRAIRIE MÉDICALE DE GABON,
RUE DE L'ÉCOLE DE MÉDECINE, N° 10.
A MONTPELLIER, MÊME LIBRAIRIE.
1832.

INSTRUCTION

PRATIQUE

SUR LE RÉGIME ET LE TRAITEMENT

DU

CHOLÉRA-MORBUS ÉPIDÉMIQUE

AU PRINTEMPS DE 1832;

PAR LE DOCTEUR CAYOL,

ANCIEN PROFESSEUR DE CLINIQUE MÉDICALE A LA FACULTÉ DE MÉDECINE
DE PARIS.

PARIS,

LIBRAIRIE GABON,

RUE DE L'ÉCOLE DE MÉDECINE, N° 10.

A MONTPELLIER, MÊME LIBRAIRIE.

1832.

Cette instruction, écrite au courant de la plume, pour l'utilité d'une famille qui s'éloigne de Paris en ce moment, et qui craint de retrouver ailleurs le choléra-morbus, n'avait pas été destinée à l'impression. Mais la nécessité d'en multiplier les copies, pour satisfaire à d'autres demandes, me détermine à la publier dans la *Revue médicale.*

Lorsque tant de populations, autour de nous, sont atteintes ou menacées du fléau, dont nous avons, depuis un mois, la triste expérience, on ne saurait trop s'empresser de répandre dans les provinces quelques notions simples et populaires sur les moyens de régime et de traitement les plus généralement utiles et les mieux éprouvés.

Ainsi donc, réservant pour des jours plus calmes les controverses et les discussions scientifiques, les longues descriptions et les *autopsies*, je dirai simplement, brièvement, et de manière à être compris de tout le monde, ce que je sais de mieux, jusqu'à présent, pour secourir les malades de l'épidémie, et diminuer les chances de mortalité.

INSTRUCTION

PRATIQUE

SUR LE RÉGIME ET LE TRAITEMENT

DU

CHOLÉRA-MORBUS ÉPIDÉMIQUE.

TOUT ce qu'on sait de plus positif sur le mode de propagation de la nouvelle maladie qui a fait irruption en Europe, sur les moyens généraux de préservation, sur les signes qui font reconnaître ses premières atteintes, et sur les premiers soins à administrer en l'absence du médecin, a été exposé avec autant de clarté que de précision dans un petit écrit déjà fort répandu, qui est à la portée des personnes les plus étrangères au langage de la science, et où l'on trouve cependant plus de bonnes vues médicales que dans beaucoup d'épaisses brochures, voire même dans ces leçons sonores et retentissantes, qui remplissaient naguère les journaux (1). N'ayant ni le loisir ni la volonté de refaire ce qui a été si bien fait, je me contenterai d'en fournir le complément d'après une expérience et des observations plus récentes.

Indépendamment des attaques brusques et violentes du choléra, auxquelles on ne peut se méprendre, et qui exigent des soins très-actifs dont je parlerai ci-après, il règne, sous l'influence de la cause épidémique, beaucoup de nuances d'indispositions, ou de maladies plus ou moins caractérisées, qu'il est utile de connaître et d'apprécier, sans s'en exagérer l'importance, parce qu'elles cèdent presque toujours à un régime bien entendu, et qu'elles peuvent conduire à des accidens plus graves si elles sont négligées ou exaspérées par un régime contraire. Je les rangerai sous différens titres, pour montrer successivement tous les degrés de la maladie, depuis les plus légers préludes jusqu'aux symptômes les plus redoutables.

---

(1) Observations sur le choléra-morbus, recueillies et publiées par l'ambassade de France en Russie. Prix : 50 centimes. A Paris, chez Moutardier, libraire-éditeur, rue Gît-le-Cœur, n° 4.

§ Ier.

Défaut d'appétit, dégoût plus ou moins prononcé pour les alimens ou pour certains alimens; bouche fade, sèche, amère ou pâteuse; gonflement de l'estomac ou de tout le ventre pendant la digestion; borborygmes, coliques; sentiment de faiblesse générale, et surtout des jambes, qui fait qu'on éprouve de l'éloignement pour tout exercice, et qu'on se fatigue aisément; pesanteur ou embarras de tête; tristesse insolite, etc.

Dans les lieux où l'épidémie règne on voit peu de personnes qui n'éprouvent quelque chose de ces malaises. Il n'y a donc pas lieu de s'en effrayer; mais il faut les considérer comme des avertissemens salutaires, et redoubler de soins pour veiller sur toutes les parties de son régime physique et moral. Eviter par dessus tout les veilles prolongées, les excès de tout genre, les exercices fatigans et les émotions vives de quelque nature qu'elles soient; rechercher au contraire les émotions douces, les distractions agréables, ne rien négliger enfin pour maintenir le calme et la sérénité de l'âme, qui est, en pareilles circonstances, la première condition d'un bon régime. Vivre sobrement, dans la rigoureuse acception du mot. Si l'appétit persiste, si même il est encore vif, comme il arrive parfois malgré quelques uns des malaises que nous avons signalés, il faut s'en méfier, et ne jamais le satisfaire entièrement : il vaut mieux faire un ou deux repas de plus que de surcharger l'estomac. Si l'appétit manque, il faut se garder de l'exciter par des friandises, et surtout par des liqueurs spiritueuses; mais il faut craindre aussi les inconvéniens de l'inanition ou d'une abstinence trop prolongée, surtout si l'on est dans la nécesssité de se livrer à quelque exercice. Une des règles les plus importantes est de proportionner toujours les exercices aux alimens. Si l'estomac ne demande aucune nourriture solide, on ne doit pas cependant négliger de soutenir les forces par de bons bouillons et de légers potages, après lesquels on peut prendre utilement une tasse de thé pour faciliter la digestion. On peut suppléer au thé, suivant ses goûts, ses répugnances ou ses habitudes, par quelque autre infusion aromatique, telles que celles de menthe, de camomille, de feuilles d'oranger, ou par le café si on en a l'habitude et qu'on s'en trouve bien. Il faut, autant que possible, prendre ces boissons avec les alimens. Dans l'intervalle des repas, le mieux est, en général, de ne pas boire si l'on n'a pas soif, et de se borner à prendre, quand on a la bouche pâteuse, tantôt une pastille de menthe, et tantôt de petites parcelles de quinquina ou de bonne rhubarbe, que l'on mâche et que l'on garde longtemps dans la bouche, en ayant soin d'avaler la salive. Dans cette disposition, les eaux gazeuses, telles que l'eau de Seltz ou de Chateldon, et la limonade carbonique, conviennent à quelques personnes. On peut toujours en essayer sans inconvénient. Des frictions sèches, faites soir et matin sur tout le corps, mais principalement sur le ventre, l'épine du dos et les jambes, avec une brosse ou un morceau de flanelle, sont encore un bon moyen de régime.

§ II.

Nausées, maux de cœur, envies de vomir sans résultats.

Tous les moyens de régime précédemment indiqués conviennent encore dans ce cas, en insistant principalement sur la menthe, soit en pastilles, soit en infusion. On peut aussi employer avec avantage l'eau distillée de menthe poivrée, dont on imprègne un morceau de sucre, ou dont on prend une cuillérée, plus ou moins allongée avec de l'eau sucrée, ou même pure si les maux de cœur persistent, et s'ils ne cèdent pas aux autres moyens. Lorsque ces maux de cœur ont lieu long-temps après les repas, lorsque surtout on est dégoûté des pastilles, des boissons sucrées ou aromatiques, on réussit souvent à les calmer et à se procurer du bien-être, avec de petits morceaux de glace qu'on roule un moment dans la bouche pour les arrondir, et qu'on avale ensuite comme une pilule. On peut répéter ce moyen aussi souvent qu'on le désire et qu'on s'en trouve bien.

Quant aux choix des alimens, dans ces états de malaise et d'incommodité qui ne constituent pas encore une maladie, ceux qui conviennent le mieux, en général, sont les potages (faits avec du bouillon de la veille, bien dégraissé) au salep, à la semoulle, au vermicelle ou au riz, de préférence à la soupe au pain; les côtelettes de mouton, le bœuf rôti un peu saignant, la bonne volaille pas trop grasse: voilà ce qui doit faire la base du régime alimentaire. Le vieux vin de Bordeaux, pris en quantité modérée, est préférable à tout autre. Quelques personnes se trouvent bien de s'abstenir complètement de végétaux. D'autres, au contraire, éprouvent le besoin de tempérer le régime animal par le mélange de quelques substances végétales; et lorsque ce besoin est bien réel, il serait dangereux d'y résister. On peut alors, après avoir mangé une côtelette ou un morceau de bœuf, prendre, suivant son goût, un peu de gelée de groseille, une bonne orange, une compote, ou quelques légumes potagers de la saison, tels qu'oseille, épinards, chicorée, accommodés au bouillon plutôt qu'au beurre. Dans les localités où l'on manque de bœuf, on peut faire du bon bouillon avec un gigot de mouton, dont on retirera les parties grasses, et une vieille volaille fraîchement tuée. Les œufs frais et le poisson ne doivent pas faire la base ni même une partie considérable de la nourriture. Mais il n'y a pas de motif de s'en priver entièrement lorsqu'on les digère bien. Le bon chocolat est encore d'une grande ressource pour le repas du matin lorsqu'on en a l'habitude. Si le verre d'eau fraîche qu'on a coutume de prendre avec le chocolat, ne fait pas une bonne impression sur l'estomac, on peut le remplacer par un bol de thé léger, ou par un verre d'eau chaude sucrée et aromatisée avec de l'eau de fleur d'oranger.

§ III.

Vomissemens, hoquets, rapports aigres, etc.

Parlons d'abord des vomissemens d'indigestion, qui peuvent être la suite d'un repas trop copieux, ou de quelque circonstance connue qui aura troublé et interrompu la digestion. Cet accident peut être indépendant de l'épidémie régnante; mais il exige, dans ces circonstances, bien plus de ménagement que dans des temps ordinaires. Lorsque les premiers symptômes de l'indigestion se manifestent, il faut se rappeler les accidens analogues qu'on a pu éprouver antérieurement, et recourir d'abord aux moyens dont on a toujours éprouvé de bons effets. Faute de ce commémoratif, on peut se jeter dans une fausse direction; et dès lors on ferait d'autant plus de mal qu'on serait plus empressé de faire du bien. Dans les accidens de ce genre, rien ne peut suppléer à l'expérience personnelle, et le médecin ne saurait mieux faire que de commencer toujours par l'interroger avec soin avant de prendre aucun parti. Quelques personnes, en pareil cas, ont besoin d'une immobilité parfaite; d'autres ne peuvent pas garder le lit ni la position horizontale: il faut qu'elles se lèvent, tantôt debout, tantôt assises dans un fauteuil, qu'elles marchent ou qu'elles prennent certaine position qui leur est bien indiquée par la diminution de leurs souffrances.

En général, et surtout dans les circonstances présentes, l'*assimilation* est préférable à l'*élimination* des alimens arrêtés dans l'estomac. Ainsi donc, pour peu qu'il y ait de tendance à la première de ces terminaisons, il faut s'appliquer à la favoriser. C'est dans cette vue qu'on proposera une boisson aromatique chaude, telle que l'infusion de thé, de tilleul et de camomille, ou de menthe, en consultant le goût du malade, en donnant d'abord de très-petites quantités de ces boissons, et en se dirigeant toujours d'après les impressions bonnes ou mauvaises que le malade en éprouve. Les pastilles de menthe, et l'eau distillée de menthe poivrée, donnée à petites cuillerées, sont aussi d'une grande ressource pour les malades qui répugnent au lavage et aux boissons abondantes.

Après quelques tentatives de ce genre, si les malaises d'indigestion continuent, ou s'ils augmentent, avec éructations, hoquets, rapports aigres, gonflement douloureux de l'estomac, il ne faut plus songer qu'à débarrasser ce viscère, en excitant les efforts d'élimination.

Les moyens les plus simples et les plus prompts pour arriver à ce but sont ceux qu'il faut préférer. Ainsi, il suffira souvent de titiller la luette et le fond du gosier avec les barbes d'une plume ou avec le doigt pour provoquer le vomissement. D'autres fois il faudra joindre à ce moyen quelques tasses d'une infusion de tilleul ou de camomille, ou simplement d'eau tiède. Une cuillerée d'eau de menthe pure, ou une douzaine de gouttes d'éther dans une cuillerée d'eau sucrée réussissent quelquefois mieux que les boissons tièdes pour déterminer un vomissement d'indigestion. En cas d'insuffisance de ces moyens, on donnera dix à quinze grains d'ipécacuanha dans une tasse d'eau tiède.

Lorsque le vomissement a eu lieu, le malade doit se mettre au lit s'il n'y est déjà, se couvrir le ventre de flanelles bien chaudes, mettre une boule d'eau chaude à ses pieds, et provoquer par tous ces moyens une douce transpiration qui sera entretenue par le calme et l'immobilité la plus parfaite. On pourra, s'il le désire, lui donner quelques tasses de l'infusion chaude qui lui aura convenu le mieux. Mais s'il n'a pas soif, et s'il ne désire rien, il faut laisser reposer entièrement son estomac. Quelques heures après le vomissement, on peut, s'il le désire, lui donner une tasse de bouillon chaud, bien dégraissé.

Si l'indigestion se termine sans vomissement, aussitôt que les vents, les flatuosités et les éructations auront cessé, et que le malade se sentira l'estomac libre, on s'occupera d'exciter et d'entretenir la transpiration par les mêmes moyens qui viennent d'être indiqués.

§ IV.

Vomissemens spontanés et sans indigestion (vomissemens cholériques).

Les nausées, les maux de cœur et les autres malaises précédemment indiqués aboutissent quelquefois à des vomissemens qui ne sont précédés ni accompagnés d'aucun symptôme d'indigestion. Ils ont lieu fort long-temps après le repas, ou même après une longue abstinence. Les matières rejetées sont aqueuses ou glaireuses, insipides, inodores, assez semblables à de l'eau de riz avec un léger sédiment pultacé. Tel est le caractère des vomissemens cholériques de l'épidémie actuelle, qui sont presque toujours précédés ou accompagnés de la diarrhée et de quelques autres symptômes de la maladie. La matière du vomissement est quelquefois acide. Quelquefois aussi, mais plus rarement, elle est bilieuse, surtout au début.

Le premier soin doit toujours être de placer le malade dans un lit bassiné, avec un cataplasme chaud et arrosé de laudanum sur le ventre, sans négliger tous les autres moyens propres à exciter et entretenir la transpiration. Pour le choix des boissons, il faut encore consulter le goût et les dispositions du malade. Une infusion de fleurs de guimauve chaude, et édulcorée avec du sucre ou du sirop de gomme, peut être d'abord administrée à petites gorgées. Si l'impression en est bonne et salutaire, on la continuera autant qu'il plaira au malade. Si elle excite des nausées, on la remplacera par une infusion de menthe et de camomille, ou par quelques pastilles de menthe, ou bien enfin par l'eau distillée de menthe prise par cuillerées avec du sucre. Si rien de tout cela ne calme la disposition au vomissement, on aura recours à la glace, qu'on fera avaler par petits morceaux aussi souvent que le malade le désirera. Ce moyen réussit souvent mieux que toutes les boissons pour apaiser la soif et arrêter les vomissemens. Souvent même il excite mieux la transpiration que les infusions et les boissons chaudes. On peut aussi employer concurremment, et dans les mêmes vues, une eau gazeuse, et surtout la *limonade carbonique*, quelques tranches d'orange bien fraîches qu'on fait sucer au malade avec ou sans sucre; et enfin, en cas d'insuffisance de ces moyens, on prescrira la potion suivante, à prendre par cuillerées.

Sirop d'éther, Eau de menthe, Eau de fleurs d'oranger,	de chaque, parties égales.

Mêlez et bouchez très-exactement. On peut suppléer au sirop d'éther par le sirop de gomme ou de capillaire, avec addition de vingt-cinq à trente gouttes d'éther par once. Si cette potion ne calmait pas encore les vomissemens, on y ajouterait de quatre à dix gouttes (par chaque cuillerée) de laudanum liquide de Sydenham. Il est quelquefois avantageux, pour modérer la première impression des excitans sur l'estomac, d'ajouter à la mixture un peu de mucilage de salep, ou quelque substance analogue.

J'aurais pu multiplier les formules de ce genre de potions; mais je me bornerai à celle qui m'a paru convenir le plus généralement. Un médecin expérimenté, dès qu'il aura saisi l'indication, ne sera jamais embarrassé pour trouver dans l'arsenal pharmaceutique de quoi varier ses prescriptions. Et quand aux personnes moins instruites, leur mettre dans les mains beaucoup de drogues, c'est multiplier les causes d'erreur et les moyens de nuire en voulant faire du bien.

Lorsque les vomissemens sont bilieux, amers et de couleur jaune ou verte, s'ils ne sont pas accompagnés de vives coliques, de douleur ou de sensibilité à l'estomac, si en même temps la langue est épaisse, humide, limoneuse, et qu'il n'y ait que peu ou point de diarrhée, on doit procéder d'une manière différente. On commencera par donner à boire, alternativement, de la limonade cuite, du bouillon aux herbes et de l'eau de Seltz, ou, mieux encore, de la limonade carbonique; et bientôt après, si les vomissemens continuent, on prescrira une once de sulfate de soude (sel de Glauber) dans quatre tasses de bouillon aux herbes, à prendre de demi-heure en demi-heure. On provoquera ainsi des déjections alvines, qui feront cesser les vomissemens; et aussitôt que cet effet purgatif aura été obtenu, on en viendra à la potion calmante ci-dessus indiquée, avec addition de laudanum.

Quelle que soit la manière dont on ait procédé pour obtenir la cessation du vomissement, si, après quelques heures de séjour au lit, la moîteur ne s'établit pas, ou si elle s'établit sans un soulagement notable, ou bien, enfin, si elle est accompagnée de douleur ou de pesanteur de tête, quel que soit l'état du pouls, on ne doit pas hésiter de faire une saignée de bras, d'abord très-petite, (de quatre à six onces), sauf à la renouveler au bout de quelques heures, si l'effet en a été bon, mais insuffisant. S'il y a une sensibilité vive à l'épigastre, ou dans quelque autre région du ventre, il conviendra aussi d'appliquer sur le point douloureux de quinze à vingt-cinq sangsues qu'on fera saigner sous un cataplasme, ou même au moyen des ventouses. Presque toujours, dans ce cas, on verra, après la saignée, le pouls se développer, en même temps que la moîteur s'établira avec plus de régularité, avec une bonne chaleur à la peau, avec un sentiment de mieux-être, et enfin avec tous les signes d'une bonne réaction, qui est ici le vrai moyen de guérison. Il ne restera plus ensuite à prescrire que les ménagemens d'une convalescence, ménagemens qui doivent être plus ou moins prolongés suivant l'intensité des accidens qu'on a eus à combattre. On aura soin particulièrement de ne revenir que lentement, et par degrés, aux alimens solides.

Si la réaction se prolonge, et prend le caractère d'une fièvre continue, on la traitera comme toute autre fièvre continue, c'est-à-dire par la diète, les boissons délayantes, etc. On renouvellera la saignée suivant les indications. Je crois inutile d'entrer à cet égard dans des détails qui n'auraient plus rien de particulier au choléra.

Si la fièvre prend un caractère intermittent, ou seulement rémittent (et pour généraliser encore plus l'indication, s'il y a le moindre frisson), on aura recours aux lavemens fébrifuges, préparés ainsi qu'il suit :

Sulfate de quinine, de six à douze grains. Dissolvez dans quatre à six onces d'eau, en ajoutant de l'eau de Rabel en quantité suffisante pour rendre la solution parfaite. Ensuite ajoutez : Mucilage de salep, d'une à deux onces; laudanum liquide de Sydenham, de dix à vingt gouttes. On donnera un de ces lavemens de cinq en cinq heures, jusqu'à ce qu'on juge que cette médication a eu tout son effet. Si ces lavemens n'étaient pas tolérés (si le malade ne les gardait pas au moins deux heures sans colique), on substituerait au sulfate de quinine l'extrait sec de quinquina à la dose de demi-gros à un gros : on pourrait aussi, suivant l'occurrence, substituer au laudanum une dose équivalente d'extrait gommeux d'opium, et ajouter à chacun de ces lavemens de quinze à vingt gouttes de teinture d'asa fœtida.

§ V.

Diarrhée.

Les mêmes malaises précurseurs qui aboutissent quelquefois aux vomissemens, sont bien plus souvent accompagnés ou suivis de diarrhée et de borborygmes avec ou sans colique. La matière des déjections est, en général, aqueuse, blanchâtre, d'une odeur fade, avec sédiment pultacé, en un mot fort ressemblante à celle des vomissemens. Quelquefois, surtout au commencement, elle est mélangée avec quelques matières stercorales, de couleur brune. Quelquefois aussi, mais plus rarement, elle est bilieuse.

Le traitement de la diarrhée est fort analogue à celui des vomissemens. Dans l'un comme dans l'autre cas il s'agit de calmer l'organe principalement affecté, de modérer et de régulariser ses efforts de réaction, et d'exciter en même temps un certain degré de réaction générale ou *fièvre*, avec une douce transpiration. Ce résultat une fois obtenu, il ne s'agit plus que de surveiller la fièvre et d'en prévenir les effets consécutifs.

En conséquence, aussitôt que la diarrhée se

manifeste, on doit mettre le malade au lit, et l'environner de tous les soins les plus propres à exciter la chaleur et la transpiration. On lui couvre le ventre d'un large cataplasme chaud et arrosé de laudanum. Pour le choix des boissons on se conduit d'après les règles précédemment indiquées. L'eau de riz et l'infusion de fleurs de guimauve, chaudes et édulcorées avec le sirop de gomme, sont celles qui conviennent le plus généralement. Si la moîteur s'établit promptement, la diarrhée peut cesser d'elle-même : si elle continue, on donne, immédiatement après la première évacuation, un quart de lavement avec une décoction de son et de têtes de pavot; si elle persiste, on continue à donner, après chaque évacuation, un quart de lavement, auquel on ajoute du laudanum, en augmentant par degrés la dose, depuis dix jusqu'à vingt-cinq, trente et quarante gouttes. Si, parvenu à une certaine dose, on n'avait aucun effet satisfaisant, on substituerait au laudanum une dose équivalente, ou plus forte, d'extrait gommeux d'opium. On pourrait aussi substituer à l'eau de son et de pavot un véhicule plus astringent, tel qu'une forte décoction de racine de bistorte, ou de simarouba.

Pour le traitement de la fièvre de réaction, et pour

les soins de la convalescence, on se conduira comme il a été dit ci-dessus. Les indications de la saignée du bras, et des sangsues ou des ventouses sur les points douloureux, sont les mêmes que dans les cas précédens.

Lorsque la diarrhée commence avec un flux considérable, sans coliques, sans aucun point douloureux dans le ventre, si la langue est blanche, épaisse, très-humide, il peut être avantageux de commencer le traitement par une ou deux doses d'ipécacuanha pour provoquer des vomissemens, qui, presque toujours, dans ce cas, arrêtent ou modèrent la diarrhée, disposent l'organisme à une réaction salutaire, et facilitent l'action des autres moyens de traitement. Dans les mêmes circonstances, j'ai employé avec un grand avantage, tantôt l'extrait ou la décoction de ratania, soit en potion, soit en lavement, avec addition de quelques gouttes de laudanum, et tantôt la décoction de quinquina pour tisane (de deux à trois gros de quinquina concassé pour une pinte de décoction). Cette dernière boisson a été d'une efficacité remarquable dans un cas de diarrhée cholérique des plus graves que j'aie eu à traiter dans cette épidémie. Elle se trouvait si bien en rapport avec le besoin de l'organisme, que le malade la prenait non-seulement sans dégoût, mais même avec plaisir, et qu'il en a continué l'usage pendant toute sa convalescence, de préférence à tout autre boisson.

§ VI.

Crampes, douleurs; angoisses, défaillances; refroidissement du corps.

Les crampes dans les membres sont quelquefois faibles et passagères. D'autres fois elles sont si douloureuses et si violentes qu'elles deviennent un tourment affreux pour le malade. Elles sont alors accompagnées de douleurs analogues dans l'estomac et la poitrine, d'angoisses et de défaillances. Ces symptômes peuvent survenir en même temps que la diarrhée et les vomissemens; ils peuvent aussi les précéder ou les suivre. Ils indiquent, en général, plus d'intensité dans la maladie; mais ils ne doivent pas faire changer les bases du traitement. Comme on a lieu de craindre, dans ce cas, une marche plus rapide des accidens, on doit abréger les tâtonnemens, et recourir le plus tôt possible aux moyens les plus énergiques, qui sont la saignée, les calmans à l'intérieur, et les moyens d'appeler la réaction à la peau.

Aux remèdes précédemment indiqués, on ajoutera les frictions sur les membres douloureux et affectés de crampes, avec des flanelles sèches et bien chaudes, ou trempées dans quelque liqueur spiritueuse et aromatique. La composition la plus usitée est celle qu'on connaît sous le nom de *liniment hongrois*, et qui se prépare de la manière suivante :

Eau de vie. . . . . une chopine,
Vinaigre fort. . . . demi-chopine,
Farine de moutarde demi-once,
Camphre.. . . . . . deux gros,
Poivre.. . . . . . . deux gros.
Une gousse d'ail pilée.

On met le tout dans un flacon bien bouché, et l'on fait infuser pendant trois jours au soleil, ou dans un endroit chaud.

Un mélange à parties égales de liniment ammoniacal et de laudanum, peut aussi être employé avec avantage.

Aux frictions il convient de joindre le massage, fait par des personnes vigoureuses, et placées commodément à chaque côté du lit pour frictionner et masser partout où le malade souffre. On applique en même temps des boules d'eau chaude aux pieds et aux côtés du corps, des linges, ou mieux encore des sachets remplis de son, bien chauds, sur la région du cœur, etc., etc.

Si, par tous ces moyens, on ne parvient pas à obtenir une bonne réaction, et qu'on n'ait pas encore tiré du sang, on se hâtera de le faire, soit par la saignée du bras, ce qui vaut le mieux lorsqu'elle est praticable, soit par des ventouses scarifiées sur l'estomac et la région du cœur. Lors même que la dernière période de la maladie commencerait à se manifester par le refroidissement des membres et du bout de la langue, par la dépression du pouls, la gêne de la respiration, et l'altération des traits, il serait encore utile de tirer du sang si on le pouvait. En même temps on couvrirait les jambes de larges sinapismes, et on insisterait sur les potions éthérées et laudanisées, autant du moins qu'elles seraient tolérées. Si elles produisaient une impression fâcheuse on s'empresserait d'y renoncer, pour s'en tenir à la glace, qu'on ferait avaler par petits morceaux. On essayerait encore, dans cette dernière période, l'éther saturé de camphre à la dose de quatre à six gouttes de quart d'heure en quart d'heure, en accompagnant chaque dose d'un morceau de glace. Nous avons vu de bons effets de ce moyen dans quelques cas extrêmement graves.

§ VII.

Période bleue. — Choléra algide.

Lorsque la maladie s'annonce par les divers malaises précédemment indiqués, et se complique ensuite par degrés, il est rare qu'un traitement bien dirigé n'en arrête pas les progrès, et ne conduise pas à cette réaction salutaire qui est le vrai moyen de guérison.

Mais les choses ne se passent pas toujours ainsi, surtout dans la période d'intensité de l'épidémie, et lorsqu'elle frappe sur des sujets mal disposés, soit physiquement par la misère, les privations ou les excès, soit moralement par les affections de l'âme.

C'est alors qu'on voit quelquefois des attaques tellement brusques qu'elles ne laissent pas le temps de combiner ni de graduer les moyens. Le malade est pris presque en même temps de vertiges, de vomissemens et de diarrhées, avec des crampes douloureuses dans les membres, et un refroidissement subit du corps, qui ne tarde pas à prendre un aspect cadavéreux, résultant surtout de l'excavation profonde des yeux, et d'une altération effrayante des traits. Le pouls se déprime, devient filiforme, et disparaît au bout de quelques heures. Cependant le malade conserve toute sa connaissance et se fait encore assez bien entendre; et si les crampes cessent de le tourmenter, il paraît calme et sans inquiétude, quoiqu'il ait le sentiment de sa fin prochaine. Les ongles et l'extrémité des doigts prennent une couleur bleue, qui gagne successivement les lèvres, le pourtour des yeux, et, avec des nuances diverses, toute la surface du corps. Si alors on ouvre la veine, on n'en tire qu'avec peine quelques gouttes de sang noir, épais, à demi coagulé. La respiration est courte, accélérée, haletante, l'haleine froide; et tous ces symptômes d'asphyxie se terminent bientôt par l'extinction de la vie.

Cette rapidité effrayante dans la marche des accidens constitue ce qu'on a appelé le *choléra algide*, qui tue en huit ou dix heures, et quelquefois en beaucoup moins de temps.

Si l'on peut, au moment même de l'attaque, placer le malade dans un lit bien chaud, et réunir autour de lui tous les soins nécessaires pour le réchauffer, on ne doit pas en désespérer. Dans ce cas cependant les chances de succès sont d'autant plus faibles qu'on n'a pas le temps de tâtonner et de consulter les dispositions individuelles.

On peut commencer par faire avaler une infusion bien chaude de menthe, et immédiatement après, quelques cuillerées d'eau distillée de menthe poivrée pure, ou avec addition de quelques gouttes de laudanum, tandis que par les frictions, le massage, les boules d'eau, les briques chaudes, et les sinapismes, on cherchera à exciter la chaleur à la peau. En même temps on s'occupera de tirer du sang par la saignée et les ventouses. Si les premières cuillerées de boissons chaudes et excitantes sont mal supportées, on n'y insistera pas. On en viendra tout de suite à l'éther saturé de camphre, et à la glace si on peut s'en procurer. Enfin, aussitôt qu'on aura reconnu l'insuffisance de ces divers moyens pour ranimer la circulation, et rappeler la chaleur à la surface du corps, on devra recourir aux affusions froides faites avec de l'eau de puits, pendant une minute ou une minute et demie au plus, et répétées, s'il y a lieu, à des intervalles plus ou moins éloignés.

On peut citer à Paris, depuis le commencement de l'épidémie, quelques cas qui paraissaient tout-à-fait désespérés, et où l'on est parvenu à exciter par ce procédé une bonne et salutaire réaction qu'on n'avait pu obtenir par aucun autre moyen. Des succès pareils ont été obtenus à Berlin l'année dernière, et plusieurs médecins de ce pays n'hésitent pas à proposer les affusions froides comme le moyen le plus sûr, ou le moins incertain, d'obtenir la réaction dans la dernière période de la maladie. Je les ai vues employer plusieurs fois et je les ai moi-même employées une fois sans succès dans la dernière période du choléra. Mais dans aucun cas elles ne m'ont paru précipiter la marche des accidens. J'ai toujours vu les malades, peu d'instans après qu'on les avait remis dans leur lit (qu'on ne chauffait point), je les ai toujours vus, dis-je, au bout de quelques momens se rechauffer d'eux-mêmes, et leur peau reprendre au moins le degré de chaleur qu'elle avait eu dans le moment qui avait précédé l'affusion. Au reste, comme ce moyen ne peut être employé que par un médecin expérimenté, je crois inutile d'entrer ici dans les détails d'exécution, et je renvoie aux observations publiées sur ce sujet par M. le docteur Récamier dans ses intéressantes *Recherches sur le traitement du choléra-morbus.*

§ VIII.

Résumé des indications curatives du choléra-morbus.

Tous les phénomènes qui caractérisent cette maladie, considérés dans leur marche, dans l'ordre de leur succession, et dans leur ensemble, nous montrent l'organisme gravement affecté par une cause morbifique spéciale, par un principe délétère, qui agit à la manière de certains poisons à la fois stupéfians et irritans (narcotico-âcres).

Cette cause morbifique est jusqu'ici imperceptible à nos sens et à tous nos moyens d'investigation. Son existence ne nous est révélée que par ses effets. Nous ne connaissons ni sa nature, ni ses voies et moyens d'introduction dans l'organisme. Nous n'avons donc aucune possibilité d'agir directement contre elle, soit pour la saisir et la soustraire, soit pour la neutraliser par des moyens chimiques ou autres.

Ainsi, point d'indications curatives à déduire de la cause.

Mais nous savons que tout corps organisé vivant, est doué de la propriété de pourvoir à sa propre conservation, et d'opposer une résistance active à tous les agens de trouble et de destruction; c'est la loi primordiale de sa nature, et le premier fondement de toute science médicale : *Morborum natura medicatrix.*

Nous savons aussi que, dans cette lutte (souvent inégale) de l'organisme contre les agens de trouble et de destruction, indépendamment des chances diverses qui résultent, soit de la nature et de l'intensité de la cause morbifique, soit des dispositions de l'individu réagissant, soit de la réaction elle-même, qui peut être en défaut ou en excès, une multitude d'incidens et de circonstances peuvent encore influer sur le résultat définitif. Et c'est sur l'observation attentive, sur l'étude consciencieuse de toutes ces choses que nous fondons les indications curatives, lesquelles ont toujours pour objet, en dernière analyse, non pas précisément de guérir (ce qui est l'œuvre de la nature), mais de faire naître des circonstances favorables à la guérison : *Medicus naturæ minister et interpres.*

En examinant, d'après ces principes, le choléra-morbus épidémique, nous remarquons d'abord un sentiment de faiblesse et de malaise universel qui annonce une affection des centres nerveux par la cause morbifique inconnue. Nous remarquons, de plus, une coïncidence et un rapport manifestes entre cette affection du système nerveux et les troubles divers des fonctions digestives qui signalent les premières atteintes de la maladie (vomissemens, diarrhées, borborygmes, coliques, etc.).

Soit que la cause morbifique agisse primitivement sur le canal intestinal, soit qu'elle affecte de prime-abord les centres nerveux, en pénétrant par les voies de l'absorption ou par les extrémités des nerfs à travers les tissus tégumentaires, soit enfin qu'elle attaque à la fois ces deux appareils organiques, toujours est-il que nous voyons le canal intestinal et le système nerveux simultanément affectés, et exerçant l'un sur l'autre une influence réciproque.

Ainsi, dans le progrès de la maladie, lorsqu'elle marche assez lentement pour que ses différentes phases puissent être observées, tantôt l'aggravation des symptômes gastriques et intestinaux entraîne une aggravation parallèle et correspondante des symptômes nerveux (crampes, douleurs, angoisses, défaillances, refroidissement); tantôt, au contraire, les symptômes nerveux semblent marcher en première ligne, et tenir sous leur dépendance les symptômes gastriques et intestinaux.

Tant que les deux appareils organiques primitivement affectés réagissent seuls, on ne voit pas de solution de la maladie. Les centres nerveux s'épuisent en efforts douloureux et inutiles, tandis que le canal intestinal réagissant à sa manière, verse par ses milliers de bouches exhalantes et par tous ses organes sécréteurs, une surabondance de liquides qui devient une nouvelle cause d'épuisement et d'énervation.

Mais lorsque, en vertu de cette loi de *consensus* et de sympathie qui unit toutes les parties de l'individu vivant, l'organe central de la circulation vient à s'émouvoir, lorsque la réaction de l'organisme devient générale, si elle s'exerce dans une mesure convenable, une sueur chaude et bienfaisante s'établit sur toute la surface du corps. Aussitôt les crampes, les douleurs et les angoisses cessent, de même que les vomissemens et la diarrhée; le calme succède à l'orage, et la maladie est, sinon terminée, au moins *jugée*, pour me servir d'une expression consacrée par l'école hippocratique. Que s'est-il donc passé? qu'est devenue cette cause morbifique qui agissait à la manière d'un poison des plus délétères? A-t-elle été *éliminée* ou *assimilée?* Je ne sais. Mais apparemment elle est *absente*, puisque ses terribles effets, par qui seuls sa présence nous était révelée, ont disparu.

On vient de voir comment procède la nature pour la guérison du choléra-morbus. C'est en imitant ces procédés, ou plutôt c'est en les secondant, c'est en faisant naître toutes les circonstances les plus propres à les faciliter, que le médecin peut espérer de se rendre utile.

De là, d'abord, deux indications curatives fondamentales :

Premièrement. Modérer les efforts de réaction des deux appareils organiques primitivement affectés, qui sont, avons-nous dit, le système nerveux et le canal intestinal;

Secondement. Provoquer un certain degré de réaction générale de l'organisme.

Chacune de ces indications principales embrasse un si grand nombre d'objets, qu'elle pourrait fournir matière à plusieurs chapitres fort étendus. Les bornes de cet écrit ne me permettant pas les développemens, je me contenterai, quant à présent, de grouper, par grandes masses, les moyens thérapeutiques correspondans à chaque indication.

Pour la première, trois ordres de moyens se présentent : 1° les adoucissans et sédatifs, qui comprennent, outre les moyens *antiphlogistiques*, les préparations narcotiques, auxquelles on associe, suivant les circonstances, d'autres modificateurs du système nerveux, tels que l'éther et les stimulans diffusibles, les eaux distillées aromatiques, le quinquina, les gommes fœtides, etc.; 2° les astringens ou styptiques; 3° les évacuans (vomitifs et purgatifs), qu'on emploie dans certains cas pour exciter une perturbation vive et passagère, au moyen de laquelle on tarit certaines exhalations ou sécrétions surabondantes, plus sûrement et plus promptement qu'on ne saurait le faire par les adoucissans et les narcotiques.

A la seconde indication correspondent tous les moyens dits *sudorifiques* : boissons chaudes, couvertures de laine, appareils caléfacteurs de tout genre, frictions, massage, etc. Les synapismes et les affusions froides concourent aussi, quoique d'une manière différente, à remplir la même indication.

J'ai à peine besoin de faire remarquer que ces mots *première* et *seconde* indication ne sont employés que pour l'ordre des idées et la clarté de l'exposition. On concevra facilement que l'ordre des médications, et leurs combinaisons diverses, doivent varier suivant une infinité de circonstances, relatives à la marche de la maladie, à la prédominance de tels ou tels symptômes, etc.

Mais les procédés de la nature, sur lesquels nous avons fondé les deux premières indications curatives, sont loin d'être infaillibles, puisqu'il est bien reconnu que le choléra-morbus épidémique, abandonné à lui-même, est le plus souvent mortel. Il faut donc rechercher quelles sont les circonstances qui peuvent entraver ou rendre infructueuse cette réaction générale de l'organisme, dont nous voyons quelquefois des effets si merveilleux.

Ici se présente un des faits les plus saillans de l'histoire de cette maladie, un fait caractéristique, et qui la distingue du choléra sporadique et de tous les choléras épidémiques observés précédemment en Europe. Je veux parler de ces symptômes d'asphyxie qui se manifestent dans la dernière période de la maladie. Ils paraissent bien plus en rapport avec l'affection des centres nerveux qu'avec les symptômes gastriques et intestinaux.

En effet, on voit quelquefois des malades qui ne vomissent pas, qui même ont peu de diarrhée, sans coliques, sans douleurs d'entrailles, et qui, au bout de quelques heures, sont pris tout à coup de crampes horriblement douloureuses dans les membres et dans les muscles du tronc, d'angoisses inexprimables, et de défaillances. Ces derniers symptômes sont toujours promptement suivis de la chute du pouls, de la coloration bleue, de l'anhélation, et de tout le cortége de l'asphyxie. (Ceux que j'ai vu succomber de cette manière avaient des prédispositions morales fâcheuses.)

D'autres, au contraire, avec des déjections cholériques excessives par en haut et par en bas, accompagnées de douleurs d'entrailles, et renouvelées pendant plusieurs jours, n'éprouvent cependant que des crampes modérées, et finissent par guérir, sans avoir eu aucun symptôme d'asphyxie.

Quelle est donc la cause prochaine de cette asphyxie des cholériques? Doit-on la rapporter à une altération primitive du sang par la cause morbifique, ou bien à une affection grave de quelques parties des systèmes nerveux rachidien et ganglionnaire, qui tiennent sous leur dépendance les organes de la respiration et de la circulation, ou bien enfin à ces deux causes réunies? Des recherches ultérieures pourront peut-être répandre quelque jour sur ces questions.

Quoi qu'il en soit, nous voyons que cet état d'asphyxie est le plus grand obstacle au développement d'une bonne réaction. Il faut donc que nous nous appliquions, non-seulement à le combattre dès qu'il se manifeste, mais encore à le prévenir. Et comme nous ne pouvons rien contre sa cause, qui est inconnue, il ne nous reste, pour le combattre, que d'atténuer ses effets, et pour le prévenir, que de placer l'organisme dans les conditions les moins favorables à son développement. Or, le moyen le plus direct de remplir ce double objet, c'est sans contredit de diminuer la quantité du sang veineux.

De là, l'indication de la saignée, indication culminante, puisque sans la saignée les autres moyens de traitement peuvent manquer leur effet, ou devenir même nuisibles. En général, il est avantageux de faire une première saignée dès l'invasion de la maladie, lorsqu'on ne trouve dans les dispositions individuelles, ou dans les circonstances extérieures, aucune contre-indication. On y revient ensuite lorsque la réaction générale commence à s'établir, et on la répète même plusieurs fois s'il est nécessaire.

On citerait difficilement une autre épidémie, où la saignée, employée dans une mesure convenable, ait été plus généralement utile que dans celle-ci. Ce n'est pas comme *antiphlogistique* qu'elle rend ici les plus grands services; car elle exige le concours de plusieurs moyens tout-à-fait opposés à cette médication, et l'on sait d'ailleurs que les cholériques ne périssent pas ordinairement par inflammation; mais c'est, si je puis me servir de cette expression, comme *anti-asphyxique.*

D'autres circonstances peuvent encore entraver les efforts de la nature médicatrice, et faire naître des indications secondaires, qui deviennent quelquefois fort importantes.

Ainsi, des fluxions ou des congestions plus ou moins inflammatoires vers la tête, la poitrine ou le bas-ventre, déterminées par des causes antérieures à la maladie, ou par le fait même de la maladie, deviennent autant de foyers ou de petits centres d'activité, qui nuisent à l'action principale, outre qu'ils préparent les germes d'autres maladies, qui deviendront des complications fâcheuses.

L'importance de ces congestions locales varie suivant leur intensité, et surtout suivant leur siége. Elles exigent bien plus d'attention, par exemple, lorsqu'elles affectent le tissu même des principaux viscères, ou leur enveloppe séreuse, que lorsqu'elles sont limitées à quelques portions des membranes muqueuses.

Aussitôt qu'elles se manifestent par des points douloureux et par les autres symptômes qui leur sont propres, et qui varient suivant les localités affectées, si on les juge de quelque importance, il faut s'empresser de les combattre.

De là, l'indication des saignées locales par les sangsues ou les ventonses, des fomentations, des cataplasmes, et des dérivatifs (vésicatoires, synapismes, moxas, etc.).

D'autres fois, la circonstance aggravante de la maladie est un état de spasme ou d'éréthisme, c'est-à-dire une mauvaise disposition du système nerveux, qui se manifeste par des sensations bizarres, par des mouvemens vitaux désordonnés, par des anomalies de fonctions, étrangères à la marche habituelle de la maladie, telles que suppression des urines, hoquets, dysphagie, amaurose, etc. Dans un tel état, l'organisme semble quelquefois se cabrer contre les médications les plus rationnelles : la saignée épuise les forces sans diminuer les congestions sanguines; l'opium narcotise sans calmer les douleurs; et les dérivatifs, sur quelque point qu'on les dirige, ne produisent que de l'exaspération. Il faut alors que le médecin cherche, en dehors de ces médications, quelques moyens d'influencer utilement les organes de l'innervation.

De là, l'indication des *antispasmodiques*.

Mais rien n'est plus difficile que de faire un choix parmi les moyens propres à modifier l'action du système nerveux dans un sens déterminé. Ces moyens sont extrêmement nombreux, on pourrait même dire innombrables. En effet, y a-t-il dans la nature un seul agent, soit hygiénique soit thérapeutique, y a-t-il une seule influence, soit physique soit morale, parmi toutes celles auxquelles l'homme est soumis, qui ne puisse, dans certaines circonstances données, modifier d'une certaine manière le système nerveux? Rien n'est donc plus vague et plus indéfini que la qualification d'*antispasmodique* donnée à telle ou telle substance, à tel ou tel modificateur thérapeutique. Il n'y a point, à proprement parler, de *médicament* antispasmodique; mais il y a une *médication* antispasmodique; et les moyens les plus divers, les plus disparates mêmes, peuvent servir à cette médication. Le choix entre ces moyens est une affaire de tact et d'expérience, sur laquelle il serait impossible de donner des règles bien précises.

Dans les cas dont il est ici question, les moyens les plus généralement utiles pour concourir à la médication antispasmodique, sont les bains et les affusions à une température fraîche, le musc, le camphre, et l'asa-fœtida, combinés avec les préparations opiacées.

Lorsque les accidens nerveux sont intermittens, même sans périodicité régulière, le quinquina est l'*antispasmodique* par excellence. On le combine, suivant les circonstances, avec l'opium, le musc ou l'asa-fœtida; on lui donne pour véhicule, tantôt une substance mucilagineuse et nutritive, et tantôt une potion éthérée, ou une eau gazeuse.

Telles sont les principales sources des indications curatives, dans le traitement de l'épidémie actuelle. Il y en a sans doute beaucoup d'autres; mais elles ne sont pas propres à cette maladie, et leur examen nous rejetterait dans tous les lieux communs de la thérapeutique.

Aussi ne m'étendrai-je pas sur le traitement de la fièvre consécutive, quoiqu'elle exige beaucoup de soins et de ménagemens. L'intensité de cette fièvre est proportionnée à la gravité des symptômes cholériques qui l'ont précédée. Dans ces atteintes légères, qu'on connaît dans le public sous le nom de *cholérine*, la réaction n'a pas toujours un caractère fébrile bien prononcé; et lorsqu'il y a fièvre, elle ne se prolonge pas, ordinairement, au delà de vingt-quatre heures. Mais, lorsque les symptômes du choléra ont été très-graves, lorsqu'il y a eu, outre les déjections cholériques, des crampes violentes, de l'oppression, et quelque nuance de coloration bleue, la fièvre de réaction est à elle seule une maladie considérable : elle peut, comme toutes les fièvres continues, se compliquer d'accidens très-variés, et dégénérer en typhus.

Les accidens cérébraux sont surtout à craindre, lorsque, dans le traitement de la maladie primitive, on a prodigué outre mesure les remèdes excitans, les opiacés, ou les saignées. L'excès des deux premières médications détermine des congestions cérébrales actives, dont il n'est pas toujours possible de prévenir les suites. L'excès de la troisième, c'est-à-dire des émissions sanguines, détermine des congestions cérébrales passives, auxquelles il est plus difficile encore de porter remède.

Au reste, les indications qui naissent de ces divers accidens sont les mêmes que dans le traitement des fièvres cérébrales et des typhus ordinaires.

Dans le typhus cholérique, on observe quelquefois, comme dans le typhus nosocomial, des parotides qui tendent à suppuration; et, plus rarement, des escarres gangreneuses superficielles aux orteils, ou aux extrémités des doigts. Ces symptômes, qui appartiennent à la dernière période de la fièvre, sont, en général, du plus mauvais augure.

Chez quelques malades, il y a eu une éruption cutanée, assez analogue à celle du typhus de 1814, et coïncidant presque toujours avec quelques autres phénomènes critiques. La plupart de ces malades ont guéri.

La convalescence du choléra-morbus est caractérisée par un état d'épuisement et d'énervation, qui exige les soins les plus délicats. Les forces reviennent très-lentement; et, long-temps après que la fièvre a cessé, le pouls conserve de la faiblesse, tantôt avec un peu d'accélération, et tantôt, au contraire, avec un ralentissement remarquable. Les digestions sont lentes et difficiles. Mais ici, comme dans toutes les convalescences de maladies graves, la faiblesse est accompagnée d'une grande irritabilité. Il faut donc être très-réservé sur l'emploi des excitans et des toniques. Si l'on croit devoir conseiller, pour faciliter les digestions, quelques prises d'extrait de quinquina, quelque vin amer, ou autres choses semblables, ces substances doivent toujours être prises avec les alimens, afin de modérer leur impression sur l'estomac.

Mais les moyens de régime suffisent le plus ordinairement pour rétablir les forces. Un bon choix d'alimens, l'usage très-modéré d'un vin généreux, une habitation saine et agréable, et des exercices appropriés à l'état des forces, sont les principales conditions de ce régime. On recommandera aux convalescens de porter de la flanelle sur la peau, et de ne négliger aucune précaution pour se garantir des vicissitudes atmosphériques, qui sont la cause la plus fréquente des rechutes.

(Extrait de la REVUE MÉDICALE, cahier d'avril 1832.)

TABLE ANALYTIQUE.

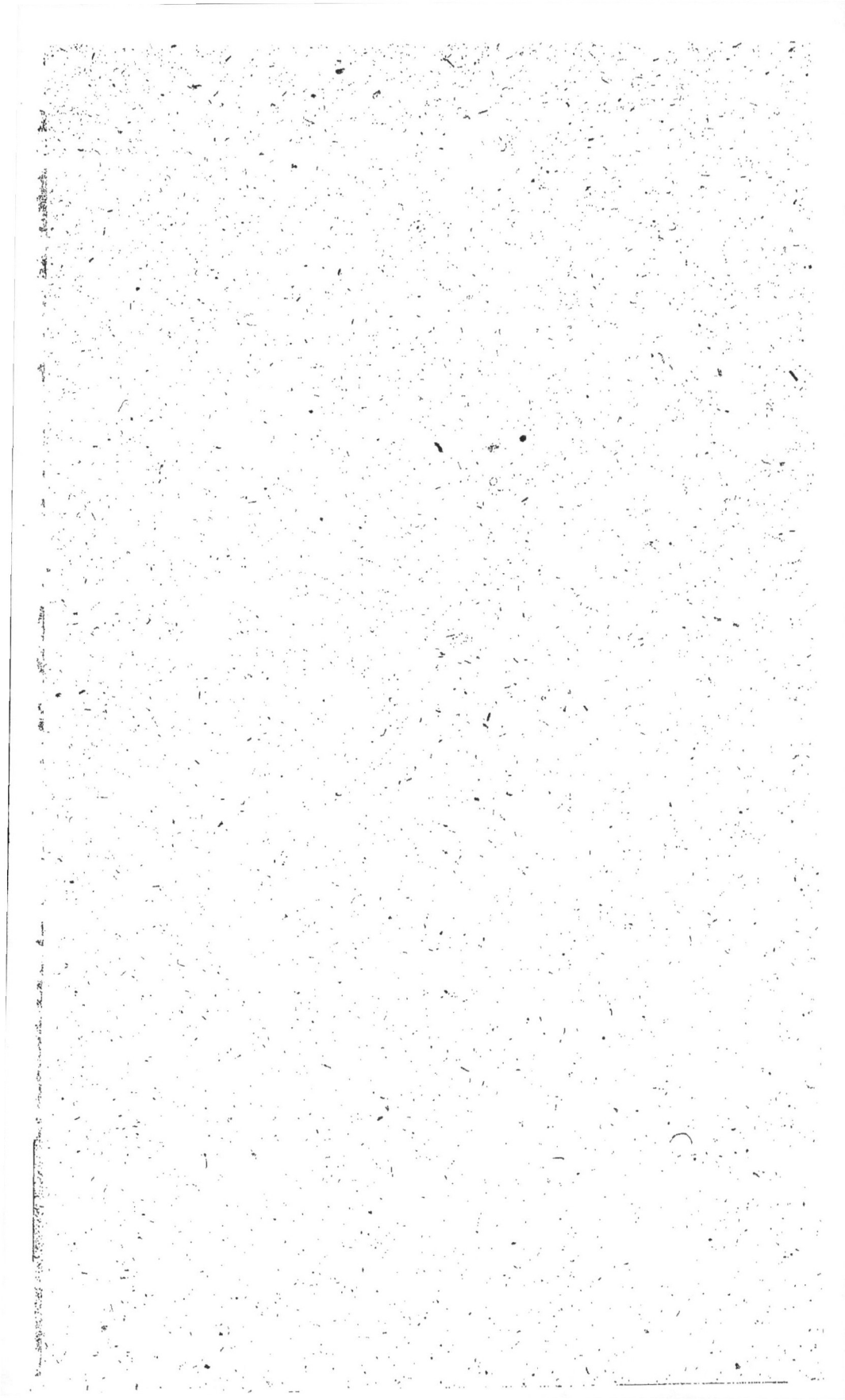

www.ingramcontent.com/pod-product-compliance
Lightning Source LLC
Chambersburg PA
CBHW071341200326
41520CB00013B/3071
* 9 7 8 2 0 1 3 7 0 5 8 9 9 *